LES

CHANDELIERS

DE LA CHAPELLE

DU CHATEAU D'ÉCOUEN

AU MUSÉE DU LOUVRE

PAR

Louis COURAJOD

DESSINS PAR Édouard CORROYER

Extrait des *Mémoires de la Société nationale des Antiquaires de France*, tome XL.

PARIS

1880

LES

CHANDELIERS

DE LA CHAPELLE

DU CHATEAU D'ÉCOUEN

AU MUSÉE DU LOUVRE

PAR

Louis COURAJOD

DESSINS PAR Édouard CORROYER

Extrait des *Mémoires de la Société nationale des Antiquaires de France*, tome XL.

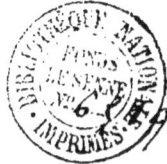

PARIS

1880

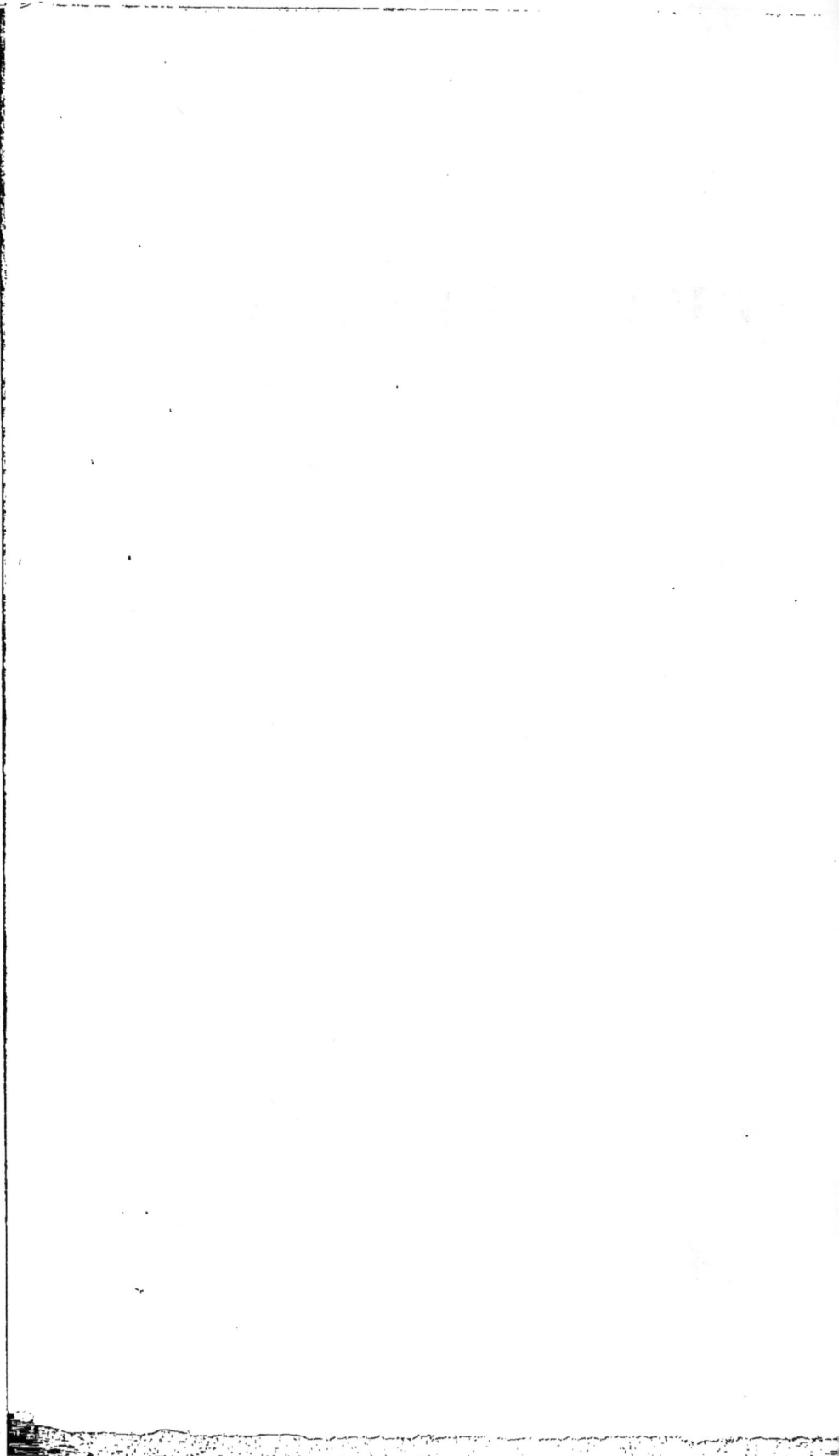

LES CHANDELIERS

DE

LA CHAPELLE DU CHATEAU D'ÉCOUEN

AU MUSÉE DU LOUVRE.

On sait que le mobilier du château d'Écouen était digne de l'admirable monument d'architecture qui l'abritait. Quelques épaves de l'ameublement exécuté pour Anne de Montmorency ont été soigneusement, et à bien juste titre, recueillies par plusieurs collections publiques ou particulières dont elles forment l'ornement dans les branches les plus variées des arts industriels. Car tous les détails de la décoration intérieure avaient été étudiés avec amour par le constructeur. Les boiseries de la chapelle, dues peut-être, comme menuiserie, à l'*intarsiateur* Evangelista del Saccha, de Crémone[1]; les serrures, verrous et heurtoirs du Louvre[2] et du musée de Cluny[3]; les fragments de pavement céramique[4] du premier de ces musées; de splendides verrières, dont l'une au musée de Cluny, les autres chez M. le duc d'Aumale, sont là pour témoigner du grand goût qui présida à leur exécution[5]. Je désire ajouter à la série des monuments qui peuvent revendiquer une aussi honorable provenance deux pièces importantes absolument méconnues aujourd'hui, dans la col-

1. Un cadre de marqueterie provenant d'Écouen et qui fit partie de la collection de Dufourny (*Catalogue d'antiquités égyptiennes, grecques et romaines, sculptures romaines, émaux et terres émaillées, vitraux peints, etc.* Paris, 1819, in-8°, p. 104, n° 338***) était l'œuvre de cet artiste sur lequel on peut consulter : Campo, *Cremona illustrata*, éd. de 1645, p. 198, — Zaïst, *Notizie storiche de' pittori, scultori ed architetti cremonesi*, tome I, p. 98 et 99, — Ticozzi, *Dizionario degli architetti, scultori, pittori, etc.*, tome III, p. 285, — Graselli, *Abecedario biografico dei pittori etc. cremonesi*, p. 230, — Morelli, *Notizie del disegno*, p. 159.

2. N°s C. 242 à 249 et 264-265 de la *Notice des objets de bronze, cuivre, étain, fer, etc.* Ces objets étaient passés précédemment par la collection Dufourny. Voyez le n° 340**, p. 105 du catalogue de vente de cet amateur. D'autres serrures provenant d'Écouen existent encore dans les collections de MM. Lechevallier-Chevignard, Moreau et Queyroy. Elles sont exposées en ce moment au palais de l'Industrie où elles font partie du musée rétrospectif du Métal.

3. N° 1608 du *Catalogue du musée de Cluny.*

4. N° H. 4 de la *Notice des faïences françaises du musée du Louvre.*

5. Voyez *Le connétable de Montmorency*, par F. de Lasteyrie (Paris, 1879, in-8°), qui a fait graver plusieurs pièces du mobilier d'Écouen.

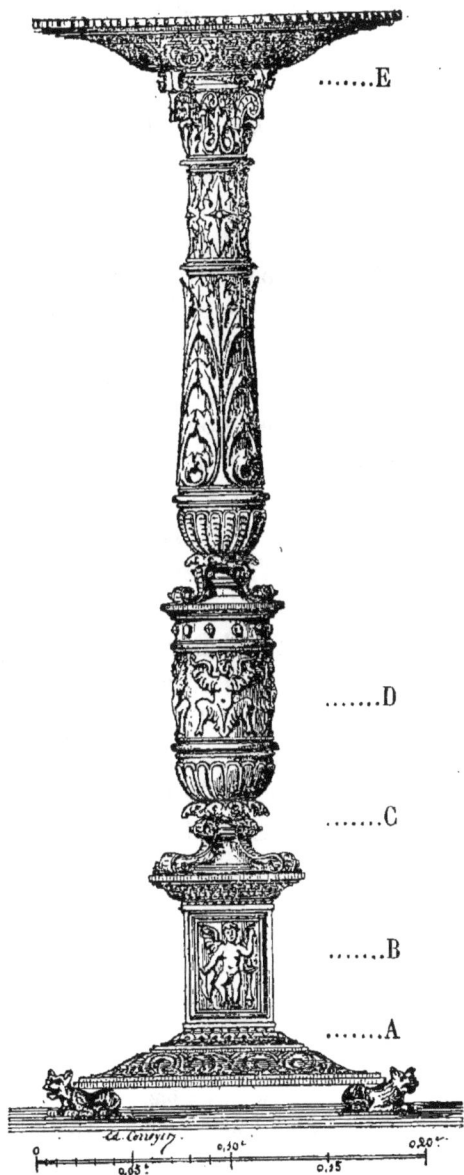

......E

......D

......C

......B

......A

CHANDELIER DE LA CHAPELLE DU CHATEAU D'ÉCOUEN.

lection nationale où elles sont déposées depuis plus de 70 ans. Ce sont les flambeaux ainsi catalogués au Louvre dans la *Notice des objets de bronze, cuivre, étain, fer, etc.* :

C. 381-382. — Fer ciselé. Hauteur 0^{m}52. Travail italien du xviie siècle. La tige est en forme de colonne corinthienne fuselée. Elle repose sur un socle dont les quatre pans sont ornés des figures de l'Amour[1]. La bobèche est très large. — Collection Durand.

Ces remarquables objets de ferronnerie sont inexactement indiqués comme ayant appartenu à la collection Durand. Cette collection, aujourd'hui fondue dans celles de l'État, ne possédait pas un seul chandelier de fer. Ils proviennent au contraire du château d'Écouen et en décoraient la chapelle. Les descriptions de Sauval[2], de Piganiol[3] et de Lebeuf[4] n'en ont pas fait mention ; mais le 24 mai 1792, « Joseph Blaquière, administrateur et membre du Directoire du district de Gonesse, commissaire nommé par délibération dudit directoire à l'effet de procéder dans l'étendue dudit district aux états et inventaires sommaires des meubles et effets mobiliers dans les maisons et châteaux appartenant aux émigrés françois », s'est chargé de nous signaler l'existence

1. Lisez : de Génies.
2. *Histoire et recherches des antiquités de Paris*, t. II, p. 142.
3. *Description historique de la ville de Paris et de ses environs*, Paris, 1765, t. IX, p. 204 à 206.
4. *Histoire du diocèse de Paris*, t. IV, p. 291 et 292.

de ces flambeaux dans l'inventaire qu'il dressa
du mobilier de la chapelle d'Écouen et qui est
ainsi rédigé : « 1° Dans une chapelle, deux grands
tableaux dont un représente la Seine [1] (*sic*) et
l'autre (en blanc) ; huit autres tableaux représentant différents sujets de piété, une croix de bois
sur laquelle est un Criste d'ivoire, *deux chandelliers
de fer*, etc. »

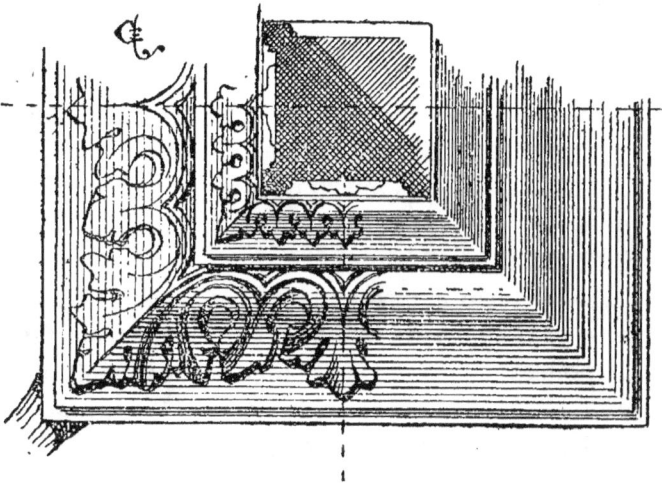

PLAN EN A.
Moitié de la grandeur d'exécution.

Plus tard, le 27 octobre 1793, les commissaires
de la République, lors de l'enlèvement du mobi-

1. Il s'agit d'une copie de la Cène peinte dans le réfectoire
du couvent de Sainte-Marie-des-Grâces de Milan par Léonard de Vinci. Cette copie est aujourd'hui au Louvre, n° 486
du *Catalogue* de M. Villot et 464 de la *Notice* de M. de Tauzia.

lier d'Écouen et de son transfert au chef-lieu du
département de Seine-et-Oise, se sont exprimés
ainsi dans leur procès-verbal de visite : « ..... Le
lendemain, sixième jour du second mois, ... avons
procédé à la désignation et estimation de divers
objets qui nous ont paru susceptibles d'être trans-
férés à Versailles, soit pour le museum, soit pour
y être vendus avec d'autres objets précieux qui
avoient été omis en notre procès-verbal du 15 juin
dernier et jours suivants, le tout ainsi qu'il suit...
A l'instant avons retrouvé dans la chapelle deux
chandeliers en fer composés d'une colonne ornée
de bas-reliefs en feuilles d'acante et supportée par
quatre tigres, portant 20 pouces de hauteur ; les-
quels ont été par nous extraits et estimés ensemble
à la somme de 72 livres. »

La description sommaire laissée par les commissaires de la République et la dimension de
20 pouces s'appliquent parfaitement aux flambeaux
n⁰ˢ C. 381-382 du musée du Louvre. Vingt pouces
égalent approximativement 0ᵐ52 centimètres.

Voici maintenant comment je puis établir que
de Versailles, où ils furent portés, ces intéres-
sants objets passèrent à Paris. On lit dans un
*État des tableaux, tables et chandelliers envoyés
au musée Napoléon par le musée spécial de l'école
française* [1] *le 16 germinal an XII de la République :*

---

1. Ce musée était établi à Versailles, dans le château.

Un chandellier en fer ciselé, avec figures et ornemens, provenant d'Écouen.

Un *idem*, de même dimension et même travail.

Les chandeliers n^{os} C. 381 et 382 sont donc bien ceux de la chapelle du château d'Écouen. Ils datent du XVIe siècle ; ils sont le produit d'un travail exclusivement français et ils présentent avec la serrurerie connue, sortie du même palais, une

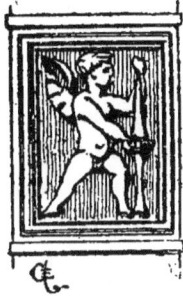

VARIANTE B.
Moitié de la grandeur d'exécution.

indiscutable analogie. De tout ceci, je suis en état de faire la preuve sur titres. Il eût suffi de regarder ces belles pièces pour les comprendre, me dira-t-on. — D'accord, et c'est en les examinant que j'ai été mis sur la piste de leur provenance. Mais voilà bientôt quatre-vingts ans qu'on les regarde et l'œil des amateurs a, paraît-il, encore besoin de quelques années d'éducation et du secours des documents écrits. Bien d'autres chefs-d'œuvre narguent encore, dans un sournois *incognito*, la perspicacité des dilettantes.

Couverts que nous sommes désormais par les preuves légales d'une origine aussi illustre, nous pouvons nous livrer, sur ces charmants objets, à quelques considérations esthétiques, sans avoir à craindre d'être contredits. En effet, le sujet de notre commentaire légitimera l'enthousiasme du commentateur en même temps qu'il désarmera le mauvais vouloir de certains « arbitres des élégances » qui n'exercent leur insolence qu'envers les objets d'art sans aveu. Les chandeliers publiés par nous sont d'un galbe exquis et seront bientôt remarqués par les mêmes visiteurs qui n'avaient pas daigné leur accorder un regard jusqu'à ce jour. Le public, encore indifférent à cette ferraille, ne marchandera pas son admiration dès qu'on lui aura démontré qu'il peut applaudir à bon escient. Il goûtera certainement les heureuses proportions de ces candélabres d'un style si délicat, d'un profil si raffiné et où se trouvent, habilement combinées, les réminiscences antiques et l'inspiration moderne. C'est un type à proposer à l'imitation de nos écoles d'art comme un des plus gracieux spécimens du génie décoratif de la renaissance.

Une réhabilitation aussi tardive doit être définitive et complète. On me pardonnera donc d'insister et de m'acharner dans cette revendication de droits injustement méconnus. Non content d'avoir établi d'où proviennent nos chandeliers,

je voudrais essayer de désigner le nom de leur
auteur. Aussi bien le musée du Louvre, comme
l'histoire de l'art français elle-même, est intéressé
à la solution de ce petit problème. Les éminents
spécialistes[1] que nous comptons parmi nos con-
frères ont bien voulu me dire que, pour eux, la

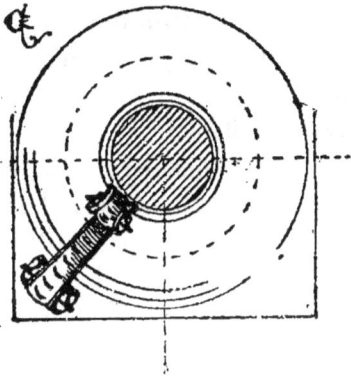

PLAN EN C.
Moitié de la grandeur d'exécution.

composition des chandeliers d'Écouen émanait
évidemment d'un artiste du XVIᵉ siècle et d'un artiste supérieur. D'un autre côté on sait à quel
point, à Écouen, tout était de Bullant. M. de Montaiglon a très justement fait ressortir ce caractère
de l'œuvre commandée par le connétable Anne de
Montmorency[2]. Dès lors la pensée se reporte for-

1. MM. Guillaume et Corroyer.
2. *Archives de l'art français*, t. VI, p. 326.

cément à l'auteur du château d'Écouen et on se
trouve amené à lui attribuer l'invention de ces
objets bien dignes à tous égards de son goût et si
facilement assimilables à sa manière. Le dessin de
nos flambeaux rappelle le goût italien du XVe siècle,
mais avec une dose de sobriété, d'élégance et de
sveltesse qui fut l'apport particulier de l'esprit
français dans l'héritage de la renaissance italienne,
ou plutôt dans l'emprunt direct fait par l'art français à l'antiquité classique. On n'aurait pas à carac-
tériser par une appréciation différente l'œuvre
entier de Jean Bullant.

A ceux que ces considérations générales ne sa-
tisferaient pas complètement, il serait facile de
fournir des arguments plus positifs. Composition
et exécution, ensemble et détails, tout, dans les
chandeliers d'Écouen, trahit la main d'un architecte. En effet, les proportions de la colonne sont
finement étudiées, loin d'être improvisées suivant
le caprice de l'exécutant ainsi qu'on le remarque
dans la construction ultra-fantaisiste de la plupart
des chandeliers célèbres de la renaissance italienne.
A l'observateur scrupuleux qui trouverait que la
base est un peu grêle pour la colonne qu'elle sup-
porte, on répondrait que c'est un effet cherché et
voulu par le constructeur dans l'intention de mas-
quer le moins possible la vue du rétable de Jean
Goujon [1], devant lequel les chandeliers étaient

---

1. Le célèbre bas-relief représentant le sacrifice d'Abra-

posés. Des préoccupations de cet ordre ont pu légi-
timement influer sur le projet d'un maître de
l'œuvre qui calcule les effets de la perspective,
surtout si ce maître de l'œuvre était un architecte. Les motifs de l'ornementation qui recouvre
la colonne sont presque tous empruntés à la
décoration architectonique. C'est la chimère ou

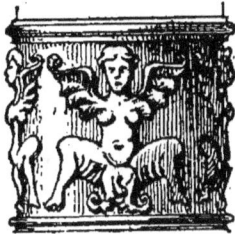

VARIANTE D.
Moitié de la grandeur d'exécution.

la harpie des frises antiques ; c'est la feuille
d'acanthe des chapiteaux et des consoles ; c'est
encore la rosace en forme de losange qui revêt le
plafond du larmier sur tant de monuments grecs
ou romains. Dire enfin que le dessin de ce chandelier a été donné par un architecte, c'est nommer
évidemment Jean Bullant, dont Écouen est exclusivement l'ouvrage.

D'ailleurs, je suis encore et directement conduit

ham, après avoir fait partie du musée des monuments français, est aujourd'hui conservé au château de Chantilly.

à cette conclusion. N'est-ce pas Bullant qui a élevé la colonne de Catherine de Médicis[1], dernier vestige de l'hôtel de Soissons, englobé aujourd'hui dans la halle au blé? Le membre d'architecture dont les chandeliers d'Écouen affectent la forme a, de plus, été tout spécialement étudié par cet artiste. C'est lui qui a publié la *Reigle generalle d'architecture des cinq manieres de colonnes*[2] et qui, dans ce traité, a dessiné à maintes reprises le chapiteau, la feuille d'acanthe allongée qui décore la tige des chandeliers et cette rosace en losange figurée par lui-même sur le plafond du larmier d'une « corniche d'ordre dorique qui est à un arc triumphal qui se voit encores à présent à vingt-sept milles de Rome ». Cette coïncidence entre les motifs de la décoration des chandeliers d'Écouen et les croquis tirés par un artiste français de certains monuments antiques nommément désignés n'aurait aucune portée au XVIIe siècle, c'est-à-dire à une époque où l'ornementation architectonique

---

1. Cet argument m'a été suggéré par notre confrère M. Anatole de Barthélemy, au moment de la lecture de ce mémoire.

2. *Reigle généralle d'architecture des cinq manières de colonnes, à sçavoir toscane, dorique, ionique, corinthe et composite, et enrichi de plusieurs autres à l'exemple de l'antique, etc.* A Ecouen, par Jehan Bullant. Sur ce livre et ses diverses éditions, voyez les excellents renseignements donnés par M. de Montaiglon dans les *Archives de l'art français*, t. VI, p. 321, 322, 323, 326 et 327. Cf. également Berty et Legrand, *Topographie historique du vieux Paris*, région du Louvre et des Tuileries, tome II, p. 32.

de l'antiquité était devenue monnaie courante ;
mais elle est véritablement frappante et probante
s'il s'agit d'un ouvrage conçu et exécuté dans la
première moitié du XVIᵉ siècle.

Le travail du fer est le résultat de deux procé-
dés, la fonte et le repoussé. La bobèche, la tige

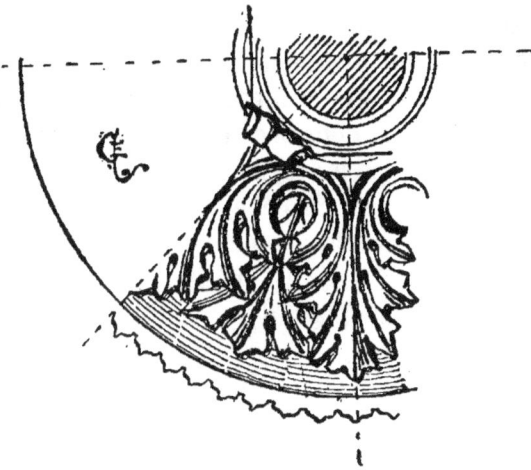

DESSOUS DE LA BOBÈCHE. PLAN EN E.
Moitié de la grandeur d'exécution.

(sauf les feuilles d'acanthe) et le pied sont fondus.
Le reste des ornements est obtenu au marteau.
L'exécution est très large, presque sommaire. Ce
n'est pas un chef-d'œuvre de maîtrise allemande,
le triomphe du tire-bouchon, le témoignage d'une
virtuosité extraordinaire sans pensée directrice.
C'est au contraire la traduction très simple, très

fidèle et très naïve d'un habile ouvrier reproduisant, sans interprétation et sans interpolation, un dessin qui lui est confié.

Tout conspire donc à notre démonstration. Les flambeaux du Louvre nᵒˢ C 381 et 382 ne sont pas seulement les chandeliers de l'autel d'Écouen, mais doivent être encore considérés comme exécutés d'après un dessin de Jean Bullant lui-même. Ils appartiennent à cet incomparable ensemble de monuments réunis et groupés par Anne de Montmorency dans sa demeure favorite et, jadis, ils concouraient, avec les chefs-d'œuvre qui les avoisinaient, à faire de la chapelle du château d'Écouen un des plus merveilleux sanctuaires des arts de la France. Aujourd'hui, ils méritent au premier chef d'occuper une place d'honneur dans nos collections nationales.

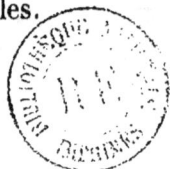

Nogent-le-Rotrou, Imprimerie Daupeley-Gouverneur.

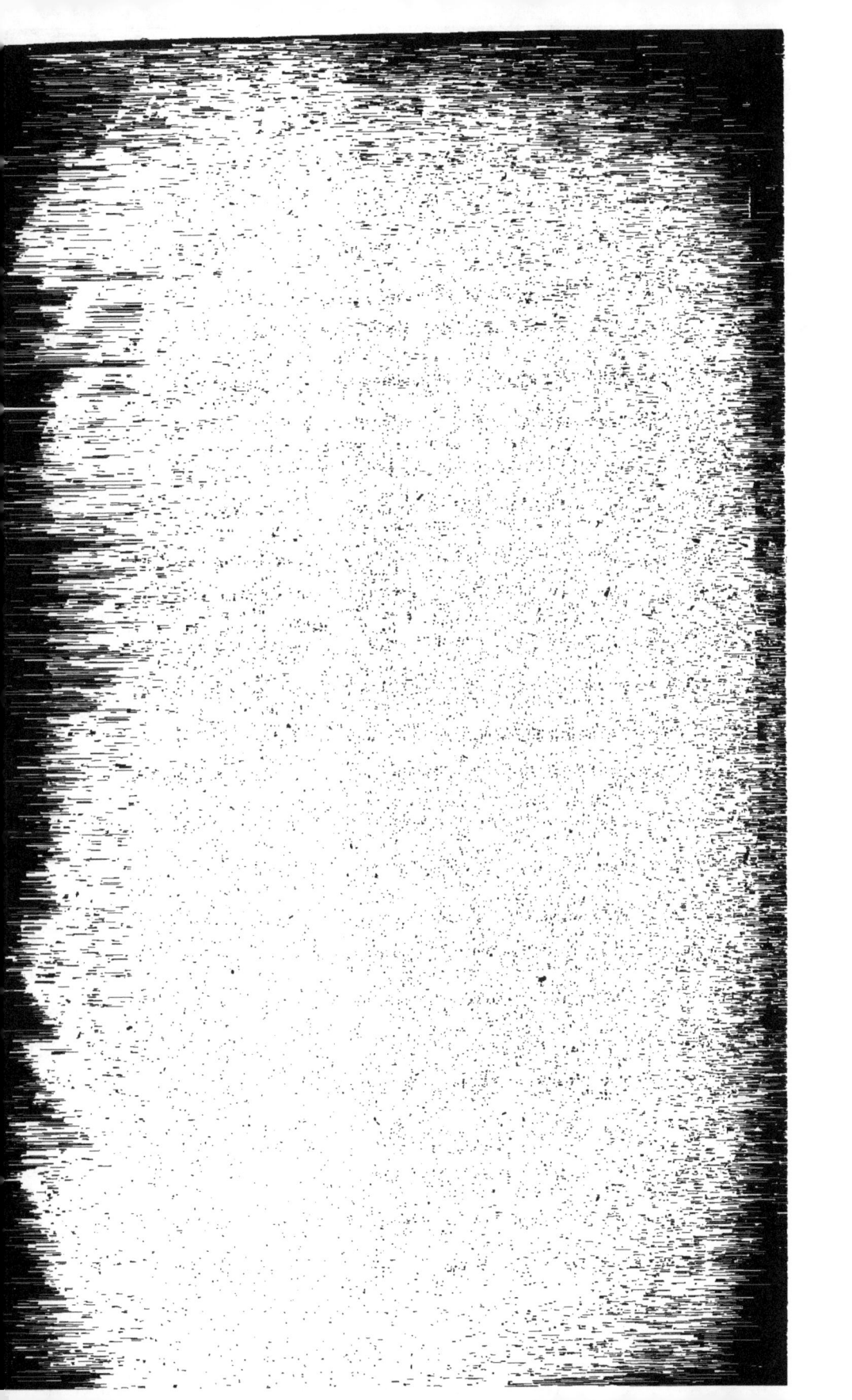

OUVRAGES DU MÊME AUTEUR :

Les Sépultures des Plantagenets à Fontevrault. Paris, 1867. Gr. in-8°.

Recherches sur l'Histoire de l'Industrie dans la vallée du Submelin. Epernay, 1868. In-8°.

Lettres sur la Restauration de la flèche de l'église d'Orbais. Epernay, 1869. In-8°.

Le Monasticon galliganum, étude iconographique sur la topographie ecclésiastique de la France. Paris, 1869. In-fol.

Le Trésor de la cathédrale d'Auxerre en 1567 et documents sur le trésor de l'abbaye de St-Germain au xvie siècle. Paris, 1869. In-8°.

Le Livre-Journal de Lazare Duvaux, précédé d'une étude sur le goût et le commerce des objets d'art au milieu du xviiie siècle, publié pour la Société des Bibliophiles français. Paris, 1873. 2 vol. in-8°.

L'École royale des Élèves protégés, précédée d'une étude sur le caractère de l'enseignement de l'art français aux différentes époques de son histoire et suivie de documents sur l'école gratuite de dessin fondée par Bachelier. Paris, 1874. In-8°.

Les Estampes attribuées a Bramante, aux points de vue iconographique et architectonique (en collaboration avec M. Henri de Geymüller). Paris, 1874. Gr. in-8°.

Les Armoiries des comtes de Champagne au xiiie siècle. Paris, 1874. In-8°.

L'Exposition rétrospective de Milan en 1874. Paris, 1875. Gr. in-8°.

Une Statue de Louis XV, exécutée par J.-B. Lemoyne pour la ville de Rouen. Paris, 1874. Gr. in-8°.

Un émail de Léonard Limosin au Musée du Louvre. Paris, 1875. In-8°.

L'Inscription de Suzy-le-Franc (Marne). Paris, 1875. In-8°.

Un Bas-relief de Mino da Fiesole au Musée du Louvre. Paris, 1876. In-8°.

Le Pavage de l'église d'Orbais (Marne). Paris, 1876. In-8°.

Sculptures de Gérard von Obstal conservées au Musée du Louvre. Paris, 1876. In-8°.

Un Portrait de Michel Le Tellier, au Musée du Louvre. Paris, 1876. In-8°.

Conjectures a propos du buste en marbre de Beatrix d'Este conservé au Musée du Louvre. Paris, 1877. Gr. in-8°.

Les Collections d'objets d'art de la Malmaison. (Extrait du Bulletin de la Société des antiquaires de France de 1877). Paris, 1877. In-8°.

Notice sur un faux portrait de Philibert Delorme. Paris, 1877. In-8°.

Le Rétable de l'église de Marœuil-en-Brie. Paris, 1878. In-8°.

Études sur les collections du moyen age, de la renaissance et des temps modernes au Musée du Louvre. Paris, 1878. In-8°.

Deux Épaves de la Chapelle funéraire des Valois a Saint-Denis, aujourd'hui au Musée du Louvre. Paris, 1878. In-8°.

Germain Pilon et le tombeau de Birague par devant notaires. Paris, 1878. In-8°.

Fragments des Mausolées du comte de Caylus et du marquis du Terrail conservés au Musée du Louvre. Paris, 1878. In-8°.

Alexandre Lenoir, son journal et le Musée des monuments français. T. 1er. Paris, 1878. In-8°.

Léonard de Vinci et la statue de Francesco Sforza. Paris, 1879. In-8°.

Observations sur deux dessins attribués a Raphaël et conservés a l'Académie des Beaux-Arts de Venise. Paris, 1880. In-8°.

Une œuvre inédite de Jean Bullant ou de son école. Paris, 1880. In-8°.

La Cheminée de la salle des Cariatides au Musée du Louvre. Paris, 1880. In-8°.

Imprimerie Danpeley-Gouverneur, à Nogent-le-Rotrou.

www.ingramcontent.com/pod-product-compliance
Lightning Source LLC
Chambersburg PA
CBHW050452210326
41520CB00019B/6182